www.ingramcontent.com/pod-product-compliance
Lightning Source LLC
LaVergne TN
LVHW010621070526
838199LV00063BA/5226
* 9 7 8 9 3 5 8 7 2 8 3 1 6 *

طب و صحت

(علاج، پرہیز اور احتیاطی تدابیر)

حکیم راحت نسیم سوہدروی

© Hakeem Rahat Naseem Sohdravi
Tibb o Sehat (Health Tips)
by: Hakeem Rahat Naseem Sohdravi
Edition: February '2024
Publisher :
Taemeer Publications LLC (Michigan, USA / Hyderabad, India)

ISBN 978-93-5872-831-6

مصنف یا ناشر کی پیشگی اجازت کے بغیر اس کتاب کا کوئی بھی حصہ کسی بھی شکل میں بشمول ویب سائٹ پر
اَپ لوڈنگ کے لیے استعمال نہ کیا جائے۔ نیز اس کتاب پر کسی بھی قسم کے تنازع کو نمٹانے کا اختیار
صرف حیدرآباد (تلنگانہ) کی عدلیہ کو ہو گا۔

© حکیم راحت نسیم سوہدروی

کتاب : **طب و صحت** (علاج، پرہیز اور احتیاطی تدابیر)

مصنف : **حکیم راحت نسیم سوہدروی**

جمع و ترتیب : اعجاز عبید

صنف : طب

ناشر : تعمیر پبلی کیشنز (حیدرآباد، انڈیا)

سالِ اشاعت : ۲۰۲۴ء

صفحات : ۵۲

سرورق ڈیزائن : تعمیر ویب ڈیزائن

فہرست

(۱)	بواسیر	7
(۲)	نسیان	11
(۳)	آم: دوائی استعمالات	16
(۴)	آم۔۔۔ پھلوں کا بادشاہ	19
(۵)	موسم بہار کے امراض	24
(۶)	درد شقیقہ آدھے سر کا درد	27
(۷)	پتے کی پتھری	30
(۸)	ورزش۔۔۔ دوا سے زیادہ ضروری	33
(۹)	بالوں کے امراض	36
(۱۰)	مالٹا۔۔۔ دماغی کام کرنے والوں کے لیے قدرتی تحفہ	42
(۱۱)	قبض	45
(۱۲)	چنبل	48
(۱۳)	ہلدی۔۔۔ گھریلو دوا، مصفی خون	50

تعارف

اللہ تعالی نے انسان کو جو نعمتیں عطا فرمائی ہیں ان میں ایک اہم ترین نعمت زندگی اور صحت ہے۔ اسلام دین فطرت ہے، اس لئے وہ ان نعمتوں کی بھی قدر دانی اور قدر شناسی کا حکم دیتا ہے جن کا تعلق مادی ضرورتوں سے ہو، یہی وجہ ہے کہ اس نے زندگی اور صحت کی حفاظت کا حکم دیا ہے۔ رسول اللہ ﷺ نے فرمایا (صحیح مسلم): طاقتور مومن کمزور مومن سے بہتر اور اللہ کو زیادہ پسندیدہ ہے۔

ایک اور حدیث (صحیح مسلم) کا مفہوم ہے کہ: "کمر سیدھی رکھنے کیلئے چند لقمے ہی کافی ہیں، اگر لازماً کھانا ہی ہے تو ایک تہائی کھانا، ایک تہائی پانی اور ایک تہائی ہوا (سانس) کے لئے خالی رکھو"۔

یہ حدیث خوراک کی متوازن مقدار کی طرف اشارہ کرتی ہے، جدید تحقیق کے مطابق اگر غذا متوازن مقدار میں نہ ہو اور معدہ کو کچھ خالی نہ رکھا جائے تو ہاضمہ میں خرابی کی بناء پر بہت سی بیماریاں پیدا ہو سکتی ہیں، خصوصاً زیادہ کھانے کی وجہ سے سانس میں دشواری پیدا ہوتی ہے۔ آج کل ساری دنیا کے طبی ادارے پرہیز اور احتیاطی تدابیر کی طرف توجہ دے رہے ہیں اور ہر میڈیکل کالج میں 'کمیونٹی میڈیسن' کے نام سے ایک شعبہ قائم کیا جا رہا ہے جہاں یہ کوشش ہو رہی ہے کہ پہلے پرہیز اور احتیاط کے ذریعہ کام کیا جائے اور بیماریوں سے نجات دلائی جائے۔

حفظان صحت کا سارا دار و مدار کھانے، پینے، رہنے سہنے، ہوا، نیند، بیداری، حرکت و سکون، جماع، استفراغ و احتباس کی عمدہ تدابیر پر ہوتا ہے، اگر انسان کو یہ تمام چیزیں، بدن، جائے قیام، عمر اور عادت کے مناسب و مطابق ملتی رہیں تو ہمیشہ صحت مند رہنے کے قوی امکانات ہیں۔

اس کتاب میں طب و صحت سے متعلق چند اہم مضامین ترتیب وار جمع کیے گئے ہیں۔

بواسیر

بواسیر (Piles) کا مرض برصغیر پاک و ہند میں عام ہے۔ جلد توجہ نہ دینے اور ٹوٹکے کرنے سے اکثر مریض مرض کو پیچیدہ کر لیتے ہیں یہاں تک کہ معاملہ عمل جراحی تک جا پہنچتا ہے۔ اگر بروقت علاج معالجہ کیا جائے اور حفاظتی تدابیر و احتیاط کر لی جائے تو مرض پر آسانی سے قابو پایا جا سکتا ہے۔

بواسیر کی اقسام

بواسیر کی دو اقسام ہیں۔
بواسیر خونی اور بواسیر بادی۔
پہلی قسم میں خون آتا ہے جبکہ ثانی الذکر میں خون نہیں آتا، جبکہ باقی علامات ایک جیسی ہوتی ہے۔

بواسیر کس طرح ہوتی ہے؟

گردش خون کے نظام میں دل اور پھیپھڑوں سے تازہ خون شریانوں کے ذریعے جسم کے تمام اعضاء کو ملتا ہے، اس کے ساتھ آکسیجن فراہم کرتا ہے۔ پھر ان حصوں سے کاربن ڈائی آکسائیڈ والا خون واپس دل اور پھیپھڑوں تک وریدوں کے ذریعے پہنچتا ہے۔ مقعد میں خاص قسم کی وریدوں میں راستہ (Valves) نہ ہونے کی وجہ سے ان وریدوں

میں خون اکٹھا ہو کر سوزش پیدا ہو جاتی ہے جو کہ بواسیر کہلاتی ہے۔ اس طرح یہ مرض ہو جاتا ہے اور مناسب تدابیر نہ کی جائیں تو وریدیں اس قدر کمزور ہو جاتی ہیں کہ تھوڑی سے رگڑ سے بھی پنکچر ہو کر خون خارج کرنے لگتی ہیں۔ مقعد کے اوپر والے حصے کے اندر خاص قسم کے خلیوں کی چادر ہوتی ہے جو کہ بہت حساس اور (Painless) ہوتی ہے۔ جب کہ مقعد کا نچلے والا حصہ جلد کا ہوتا ہے اور اس میں درد محسوس کرنے والے رخ لیے ہوتے ہیں۔ مقعد میں بڑی اور چھوٹی وریدوں کے باعث موہکے (مسے) بھی ان کی پوزیشن پر ہوتے ہیں۔ بواسیر کے تین چھوٹے اور تین بڑے موہکے ہوتے ہیں۔

بواسیر کے اسباب

عموماً یہ مرض موروثی ہوتا ہے۔ مستقل قبض کا رہنا بھی اس کا اہم سبب ہوتا ہے۔ خواتین میں دوران حمل اکثر قبض کا عارضہ ہو جاتا ہے۔ اس کے علاوہ مقعد کے پٹھوں میں کھچاؤ، گرم اشیاء مصالحہ جات کا بکثرت استعمال، خشک میوہ جات کی زیادتی، غذا میں فائبر (ریشہ) کی کمی سے بھی مقعد میں دباؤ بڑھ کر وریدوں میں سوزش پیدا ہو جاتی ہے۔ وہ لوگ جو دن بھر بیٹھنے کا کام کرتے ہیں اور قبض کا شکار ہو جاتے ہیں وہ بھی عموماً بواسیر کے مرض میں مبتلا ہو سکتے ہیں۔

علامات

مقعد میں خارش، رطوبت اور درد کا ہونا، اجابت کا شدید قبض سے آنا، رفع حاجت کے دوران یا بعد میں خون کا رسنا، قبض کی صورت تکلیف کا بڑھ جانا اور مقعد پر گاہے گاہے موہکوں کا نمایاں ہونا شامل ہے۔ موہکے بعض دفعہ باہر نہیں آتے صرف اندر ہوتے ہیں بعض مریضوں میں رفع حاجت کے وقت باہر آجاتے ہیں جس سے درد، جلن بڑھ جاتی ہے پھر یہ موہکے از خود اندر چلے جاتے ہیں یا اندر کر دیئے جاتے ہیں۔ بعض

لوگوں میں کبھی یہ موہکے باہر ہوتے ہیں جو کسی طرح بھی اندر نہیں جاتے اور شدید اذیت کا سبب بنتے ہیں۔

علاج

طب مشرقی کا اصول علاج یہ ہے کہ اسباب مرض پر توجہ دی جائے۔ عموماً یہ مرض دائمی قبض کے باعث ہوتا ہے۔ لہٰذا اول قبض کو دور کیا جائے۔ دیکھا گیا ہے کہ قبض نہ ہونے سے مریض کو آدھا افاقہ ہو جاتا ہے۔ درج ذیل نسخہ مفید ہے۔ صبح نہار منہ حب بواسیر خونی دو عدد تازہ پانی سے اگر خون نہ آتا ہو تو پھر حب بواسیر بادی دو عدد۔

بعد غذا دو پہر شام نیموٹیب دو دو عدد رات سونے سے قبل اندمالی ایک عدد۔

پرہیز و غذا

بواسیر میں پرہیز و غذا کو بڑی اہمیت حاصل ہے۔

۱ بڑے جانور کا گوشت، چاول، مصالحہ جات، تلی ہوئی اشیاء سے مکمل احتیاط کی جائے۔

۲ گرم اشیاء انڈا، مچھلی، مرغ اور کڑاہی گوشت نہ کھایا جائے۔ اس طرح خون آجاتا ہے۔

۳ فائبر (ریشہ دار اشیاء) کا استعمال زیادہ کیا جائے۔ فائبر پھلوں اور سبزیوں کی کثرت کی صورت لیا جاسکتا ہے۔ اس طرح قبض نہ ہوگی اور بواسیر میں افاقہ ہوگا۔

۴ آٹا، چوکر والا (بغیر چھنا) استعمال کریں اس طرح بھی آنتوں کا فعل درست ہو کر قبض رفع ہوگی اور بواسیر میں فائدہ ہوگا۔

۵ جو لوگ بیٹھے رہنے کا کام کرتے ہیں وہ صبح نماز فجر کے بعد اور شام کھانے کے بعد سیر کو معمول بنائیں۔

۶ پانی کا استعمال زیادہ کیا جائے۔

۷ پھلوں کا جوس بھی مناسب ہے۔

ماخذ:

هفت روزه اہلحدیث شماره نمبر ۳۵ جلد نمبر ۳۹ ۱۹ شعبان تا ۲۵ شعبان ۱۴۲۹ ۲۳ تا ۲۹ اگست ۲۰۰۸ء

نسیان

بھول جانے کے مرض کو زبان طب میں نسیان کا نام دیا جاتا ہے۔ اس مرض میں قوت حافظہ تحلیل ہو جاتی ہے۔ جس میں کسی ملنے والے کا نام بھول جاتا ہے یا کسی کو دی ہوئی چیز یاد نہیں رہتی بعض اوقات کوئی اہم دفتری یا گھریلو بات بھول جاتی ہے۔ نسیان کی دو قسمیں ہیں۔ ایک پیش روان نسیان جس میں نئی معلومات دماغ میں محفوظ تھیں۔ نسیان اول ذکر قسم بہت مصیبت جاں ہوتی ہے اکثر کسی ضروری کام کے لیے کسی سے وقت طے کیا مگر وقت پر یاد نہیں رہتا یا کسی دوست کا نام یا ٹیلی فون نمبر اور پتہ بھول جاتا ہے۔ دوسری قسم میں اس مرض سے قبل جو واقعات پیش آئے تھے یعنی کسی سے رقم لینی تھی کسی قسم کا وعدہ یا معاہدہ ہوا تھا وہ یاد نہیں رہتا۔

نسیان کے اسباب میں دماغی کمزوری جو دماغ میں چوٹ لگنے سے ہی ہو سکتی ہے یا کسی قسم کی غیر معمولی ذہنی پریشانی، دباؤ وغیرہ ہوتے ہیں اس کے علاوہ کچھ جسمانی اسباب جن میں خون کے سرخ ذرات کی کمی، شدید قسم کی نکسیر، نزلہ زکام جو دائمی نوعیت کا ہو یا کسی سبب خون کا زیادہ بہہ جانا یا دماغ کے اس حصہ میں چوٹ جہاں یاد داشت محفوظ ہوتی ہے، ہو سکتی ہے۔ ہمارے دماغ میں کئی حصے ایسے ہیں جن کا تعلق واقعات کو جمع کرنے اور پھر یاد رکھنے سے ہے۔ ان حصوں کا تعلق زبان اور گفتگو سے بھی ہوتا ہے۔ اس کا باعث دماغی چوٹ جس سے اکثر لوگوں کی یاد داشت میں فرق آتا ہے۔ اس تکلیف دہ اور پریشان کن مرض سے نجات کے لیے سب سے پہلے اسباب معلوم کئے جائیں اگر کوئی جسمانی عارضہ ہے تو اس طرف متوجہ ہوں۔ اگر ذہنی دباؤ یا کسی پریشانی کے باعث ایسا ہے تو سب سے پہلے ان امور کا ذہن سے بوجھ اتاریں اور ذیل کی تدابیر پر عملی پیرا ہوں۔

۱صرف ضروری اور اہم باتوں کو ذہن میں رکھنے کی کوشش کریں۔

۲غیر ضروری باتوں اور امور کو نظر انداز کریں۔

۳خوش و خرم اور چاق و چوبند رہیں۔

۴اپنی عمومی زندگی کو خوشگوار بنانے کی کوشش کریں۔

۵روزانہ کے اپنے معمولات ترتیب دیں۔

خوش آئند ماحول میں یادداشت بہت کام کرتی ہے۔ دل پسند نظم یا بات جلد یاد ہو جاتی ہے۔ جس چیز کو یاد رکھنا ہو اس کو بار بار دھرایئے، اس طرح یادداشت مضبوط و دیرپا ہو گی۔ یاد رکھنے والوں کو ایک خاص ترتیب سے ذہن میں رکھئے اس طرح وہ کبھی فراموش نہ ہوں گے۔

جو چیزیں زیادہ ضروری ہوں وہ تحریر کر لیا کریں۔ اس طرح دماغ پر بوجھ بھی کم ہو گا اور بار بار پڑھنے سے اچھی طرح ازبر ہو جائیں گی۔

بعض دفعہ زیادہ تھکان بھی حافظے کو متاثر کرتی ہے۔ مناسب نیند اور آرام سے حافظہ قوی ہوتا ہے۔ بلکہ اس طرح خود اعتمادی بھی بڑھتی ہے۔ معروف فلسفی شوپنہار کہتا ہے کہ نیند انسان کے لیے ایسے ہی ہے جیسے گھڑی میں چابی بھرنا۔

نیند کو قدرت نے ہر ذی روح کے لیے ضروری قرار دیا ہے کہ اس سے تلف شدہ قوتیں از سرِ نو بحال ہو جاتی ہیں۔ دن بھر کے کاموں سے تھک جانے سے اکثر رات کو حافظہ کمزور ہو جاتا ہے۔ اور بھرپور نیند کے بعد صبح تازہ دم ہو جاتا ہے۔ دوائی تدبیر کے طور پر صبح نہار منہ مغز بادام شیریں دس عدد رات کو بھگو کر صبح چھیل کر دودھ سے چبا کر کھا لیا کریں اور سہ پہر کو طب مشرقی کا معروف مرکب مفرح مشکیں ۳ گرام کھا لیا کریں۔

مچھلی کا استعمال کرنے سے بھی ذہنی استعداد میں اضافہ ہوتا ہے۔ کیونکہ زیادہ چربی اور نشاستہ دار غذا بھی ذہنی صلاحیتوں کو دبا دیتی ہے، جب انسان دباؤ میں ہوتا ہے، اس پر پریشر ہوتا ہے تو ذہنی صلاحیتوں میں وقتی طور پر کمی واقع ہوتی ہے، لہٰذا ہر وقت اپنے آپ پر دباؤ طاری نہ رکھیں اور ریلیکس موڈ میں رہیں تو آپ کے ذہن کو جلا ملے گی۔ ورزش اور سیر کی عادت بشرطیکہ کسی باغ کے اندر سیر کی جائے تو دماغی تقویت کا باعث بنتی ہے اور انسان کا ذہن تازہ ہو کر سوچے تو کسی فیصلہ میں آسانی ہوتی ہے، ہماری خوراک سے جو گلوکوز تیار ہوتا ہے اس کا ۷۰ فیصد ہمارا دماغ استعمال کرتا ہے۔

سبزیوں اور خاص طور پر آلو کا استعمال دماغی صلاحیتوں میں اضافہ کرتا ہے اسی طرح جگر اور گردوں کا کبھی کبھی خوراک میں استعمال بھی دماغ کے لیے مفید ہے، جبکہ سویابین میں یہ ہر دو اشیاء موجود ہیں اسی طرح پالک اور آلو میں بھی یہ پائی جاتی ہیں۔ وٹامن بی کمپلیکس بھی انسانی یادداشت کو بڑھاتے ہیں یہ ڈیری کی مصنوعات میں دستیاب ہوتے ہیں اس طرح مچھلی، انڈوں اور سبزیوں میں بھی بی کمپلیکس وافر مقدار میں موجود ہوتا ہے۔

چربی والی اشیاء اور گھی کا کثرت سے استعمال ذہنی صلاحیتوں میں کمی پیدا کرتے ہیں۔ آپ کا ماحول، موسم، گرد و غبار، آلودگی، شور اور بے اطمینانی کی کیفیت بھی ذہنی صلاحیتوں کو زنگ لگانے کے لیے کافی ہیں، بوکھلاہٹ پیدا نہ ہونے دیں گھر یا دفتر کی ہر چیز کو اس کی مقرر کردہ جگہ پر رکھیں، جہاں سے وہ بوقت ضرورت فوراً آپ کو مل سکے، جہاں پر آپ کام کر رہے ہیں اس کمرے کی دیواروں پر خوبصورت لین سکیپ اور ہرے بھرے درختوں کی تصاویر لگائیں۔ اس سے آپ کی روح اور ذہن کو تقویت ملتی رہے گی اور آپ آسودگی کے ساتھ کام کر سکیں گے اور آپ کا ذہن مرتکز رہے گا۔ جس کرسی پر

آپ بیٹھے ہوئے ہیں دیکھیں وہ آرام دہ ہے یا آپ کو بیزار کر رہی ہے ؟ کیا وہ آپ کے کام میں مزاحم تو نہیں ہو رہی ؟ اگر ایسا ہے تو اسے بدلیں، ورنہ یکسوئی سے کام نہ ہو سکے گا۔ جو میز آپ استعمال کرتے ہیں اگر اس کا رنگ سیاہ ہو گا یا گہرا ہو گا تو آپ پر دباؤ کی کیفیت پیدا ہو سکتی ہے اس لیے اس کا رنگ ہلکا ہونا چاہئیے، زیادہ شوخ اور تیز رنگ آنکھوں پر بوجھ ڈالتے ہیں جس سے آپ کا دل و دماغ اور ذہن متاثر ہو کر خراب کارکردگی کا مظاہرہ کر سکتا ہے۔

ایسی جگہ پر بیٹھ کر کام نہ کریں کہ روشنی آپ کی آنکھوں پر پڑے بلکہ روشنی پچھلی جانب سے آنی چاہئیے ورنہ آپ ڈسٹرب ہوں گے اور آپ کا ذہن بھی صحیح طور پر کام نہ کر سکے گا، جس کرسی پر آپ براجمان ہیں اس کی پشت ایسی ہونی چاہئیے کہ آرام دہ محسوس ہو، بیٹھنے کا ڈھنگ ایسا ہونا چاہئیے کہ آپ جھک کر نہ لکھیں، کمر کو بالکل سیدھا رکھیں، کمرے میں تازہ ہوا کی آمدورفت آپ کے ذہن کو تروتازہ کرے گی اور آپ اپنی بہترین صلاحیتوں سے کام کو نمٹا سکیں گے، کمرے کے دروازے کی طرف پشت کر کے مت بیٹھئے۔ آپ کی کرسی اس طرح ہونی چاہئیے کہ آپ کے پیچھے دیوار ہو اس سے یہ سہولت رہے گی کہ دروازے سے اندر آنے والے کو آپ فوری اور بخوبی دیکھ سکیں گے، ورنہ بار بار آپ کو گردن گھما کر دروازے کی جانب دیکھنا پڑے گا، جس سے آپ ڈسٹرب ہوں گے اور آپ کا کام متاثر ہو گا۔ آپ کا ذہن کام کرنا چھوڑ دے گا اور آپ اس طرح سارا دن پریشان رہیں گے۔

کام کے دوران تھوڑی دیر کے لیے ستالیں، آنکھیں بند کر کے چند منٹوں کے لیے کام کو بھول کر فارغ اور خالی الدماغ ہو جائیں، اس طرح رہیں تو کبھی تھکیں گے نہیں بلکہ تازہ دم رہیں گے اور آپ کی ذہنی صلاحیتیں اجاگر رہیں گی۔ ستانے سے ذہنی دباؤ میں

بھی کمی واقع ہو گی اور اس کے بعد بہترین صلاحیتوں کے ساتھ فرائض منصبی انجام دے سکیں گے۔

ماخذ:

ہفت روزہ اہلحدیث شمارہ نمبر ۳۴ جلد نمبر ۳۹ ۱۲ شعبان تا ۱۸ شعبان ۱۴۲۹ ۱۶ تا ۲۲ اگست ۲۰۰۸ء

آم: دوائی استعمالات

قدرت نے جتنے بھی پھل عطا فرمائے ہیں یہ موسمی تقاضے پورا کرنے کی صلاحیتوں سے مالا مال ہیں، اس طرح آم موسم گرما کا پھل ہے اور موسم گرما میں دھوپ میں باہر نکلنے سے لو لگ جاتی ہے، لو لگنے کی صورت میں شدید بخار ہو جاتا ہے، آنکھیں سرخ ہو جاتی ہیں، لو کے اثر کو ختم کرنے کے لیے کچا آم گرم راکھ میں دبا دیں، نرم ہونے پر نکال لیں، اس کا رس لے کر ٹھنڈے پانی میں چینی کے ساتھ ملا کر استعمال کرائیں، لو لگنے کی صورت میں تریاق کا کام دے گا۔

* آم کے پتے، چھال، گوند، پھل اور تخم سب دوا کے طور پر استعمال ہوتے ہیں۔
آم کا اچار جس قدر پرانا ہو اس کا تیل گنج کے مقام پر لگائیں بال چر میں بھی فائدہ ہو گا۔

* آم کے درخت کی پتلی ڈالی کی لکڑی سے روزانہ بطور مسواک کرنے سے منہ کی بدبو جاتی رہے گی۔

* آم کے بور کا سفوف روزانہ نہار منہ چینی کے ساتھ استعمال کریں، مرض جریان میں مفید ہے۔

* جن لوگوں کو پیشاب رکنے کی شکایت ہو آم کی جڑ کا چھلکا برگ شیشم ایک ایک تولہ لے کر ایک کلو پانی میں جوش دیں، جب پانی تیسرا حصہ رہ جائے تو ٹھنڈا کر کے چینی ملا کر پی لیں، پیشاب کھل کر آئے گا، ذیابیطس کے مرض میں آم کے پتے جو خود بخود جھڑ کر گر جائیں سائے میں خشک کر کے سفوف بنا لیں، صبح و شام دو دو ماشہ پانی سے استعمال کرنے سے چند دنوں میں فائدہ ہوتا ہے۔

* نکسیر کی صورت میں آم کے پھولوں کو سائے میں خشک کر کے سفوف بنا لیں اور

بطرز نسوار ناک میں لینے سے خون بند ہو جاتا ہے۔

* جن لوگوں کے بال سفید ہوں، آم کے پتے اور شاخیں خشک کر کے سفوف بنا لیں، روزانہ تین ماشہ یہ سفوف استعمال کیا کریں۔ کھانسی، دمہ اور سینے کے امراض میں مبتلا لوگ آم کے نرم تازہ پتوں کا جوشاندہ ارنڈی کے درخت کی چھال اور سیاہ زیرے کے سفوف کے ساتھ استعمال کریں۔

* آم کی چھال قابض ہوتی ہے اور اندرونی جھلیوں پر نمایاں اثر کرتی ہے۔ اس لیے سیلان الرحم (لیکوریا) آنتوں اور رحم کی ریزش، پیچش، خونی بواسیر کے لیے بہترین دوا خیال کی جاتی ہے۔ ان امراض میں چھال کا سفوف یا تازہ چھال کا رس نکال کر اسے انڈے کی سفیدی یا گوند کے ساتھ دیا جاتا ہے۔

* چھال کا رس چونے کے پانی کے ساتھ سوزاک میں ایک تیر بہدف دوا سمجھی جاتی ہے۔ تازہ چھال کا رس مرض آتشک کا بہترین علاج ہے۔ چھال سے نکلا ہوا گوند تلوؤں پر لگایا جاتا ہے۔ تیل اور عرق لیموں کے ساتھ بنایا ہوا مرہم خارش اور دوسرے امراض جلد میں استعمال کرایا جاتا ہے۔

* آم کا کچا پھل (کیری) ترش اور مسہل ہونے کے علاوہ اسکربوط (مرض اسکروی) کو ختم کرتا ہے۔

* کیری کے چھلکے کو گھی میں تل کر شکر ملا کر کھانے سے کثرت حیض میں فائدہ ہوتا ہے۔ یہ چھلکا مستوی اور قابض ہوتا ہے۔ آم کی گٹھلی کی گری قابض ہوتی ہے چونکہ اس میں بکثرت گیلک ایسڈ ہوتا ہے اس لیے پرانی پیچش اسہال، بواسیر اور لیکوریا میں مفید ہے۔ پیچش میں آنوؤں کو روکنے کے لیے گری کا سفوف دہی کے ساتھ دیا جاتا ہے۔ نکسیر بند کرنے کے لیے گری کا رس ناک میں ٹپکایا جاتا ہے۔

* دستوں کی شکایت میں آم کی گٹھلی کا مغز فائدہ مند ہوتا ہے۔ خاص طور پر پرانی گٹھلی زیادہ مفید ہے۔ اسے باریک پیس کر تین گرام کی مقدار پانی کے ساتھ کھانے سے دست رک جاتے ہیں۔ اس کے علاوہ خواتین کے مخصوص ایام میں خون زیادہ جاری ہو یا خونی بواسیر کی زیادتی سے روز بروز کمزوری بڑھ رہی ہو تو اس کے کھلانے سے شکایت رفع ہو جاتی ہے۔

ایک عجیب کرشمہ

جب آم کے درخت میں پھول آئیں اور وہ خوشبو دینے لگیں تو انہیں توڑ کر دونوں ہتھیلیوں میں اچھی طرح ملیں، جب ملتے ملتے پھول ختم ہو جائیں تو مزید پھول لے کر ملیں، تقریباً ایک گھنٹہ تک آم کے پھولوں کو ہتھیلیوں پر ملیں، اس کے تین چار گھنٹے بعد پانی سے ہاتھ نہ دھوئیں، ایسا کرنے سے ہاتھ میں ایک حیرت انگیز تاثیر پیدا ہو گی جو کرشمہ سے کم نہیں ہے۔ جس جگہ بچھو بھڑ وغیرہ کاٹے محض اس جگہ ہاتھ رکھنے سے فوراً درد اور جلن موقوف ہو جاتی ہے اور ہاتھوں میں یہ تاثیر ایک سال تک رہتی ہے۔

ماخذ:

ہفت روزہ اہلحدیث شمارہ نمبر ۲۸ جلد نمبر ۳۹ ۳۰ جمادی الثانی تا ۰۶ رجب ۱۴۲۹ھ ۰۵ جون تا ۱۱ جولائی ۲۰۰۸ء

آم۔۔۔ پھلوں کا بادشاہ

آم جو پھلوں کا بادشاہ ہے، کا شمار برصغیر کے بہترین پھلوں میں ہوتا ہے۔ یہ ایک مقبول پھل ہے جسے برصغیر کا بچہ بچہ جانتا ہے۔ آم کو برصغیر کا جلیل القدر پھل، جنت کا میوہ اور دیوتاؤں کا بھوگ جیسے نام دیئے گئے ہیں۔ آم اپنے ذائقہ، تاثیر، رنگ اور صحت بخشی کے لحاظ سے سب سے منفرد ہے اور برصغیر میں کاشت کے سبب سستا اور سہل الحصول بھی ہے۔ آم کا درخت خوب پھل لاتا ہے، اور اس کی سینکڑوں اقسام ہیں۔ برصغیر کو آم کا گھر بھی کہتے ہیں، یہاں کے قدیم باشندے بھی بڑی رغبت سے استعمال کرتے تھے۔

فرانسیسی مؤرخ ڈی کنڈوے کے مطابق برصغیر میں آم چار ہزار سال قبل بھی بویا جاتا تھا۔ آج کل جنوبی ایشیا کے ممالک میں بڑے پیمانے پر تجارتی طور پر کاشت کیا جاتا ہے جنوبی امریکہ میں بھی بڑے پیمانے پر کاشت ہونے لگی ہے مگر ذائقہ تاثیر اور اقسام کے لحاظ سے اب بھی برصغیر کو برتری حاصل ہے۔

ویسے تو آم کی متعدد اقسام ہیں جن کا ذکر آگے چل کر آئے گا تاہم دو قسمیں عام ہیں: تخمی اور قلمی۔ کچا آم جن میں گٹھلی نہیں ہوتی، کیری کہلاتا ہے اور اس کا ذائقہ ترش ہوتا ہے۔ اور بعض حالات میں اس کا استعمال بھی نقصان دہ ہوتا ہے۔ البتہ پکا ہوا آم شیریں اور کبھی کھٹ میٹھا ہوتا ہے۔ پکے ہوئے تخمی آم کا رس چوسا جاتا ہے اور قلمی آم کو تراش کر لیا جاتا ہے۔ آم قلمی ہو یا تخمی بہر صورت پکا ہوا لینا چاہئے کیونکہ اس کے فوائد مسلم ہیں اور یہ رسیلا ہونے کی وجہ سے پیٹ میں گرانی پیدا نہیں کرتا اور زود ہضم ہونے کے ناطے جلد جزو بدن بنتا ہے۔ پکا ہوا رسیلا آم اپنی تاثیر کے لحاظ سے گرم خشک ہوتا

ہے۔ یہی وجہ ہے کہ آم کے استعمال کے بعد کچی لسی پینے کا مشورہ دیا جاتا ہے اس طرح آم کی گرمی خشکی جاتی رہتی ہے جو لوگ کچی لسی (دودھ میں پانی ملا ہوا) استعمال نہیں کرتے ایسے لوگ عام طور پر منہ میں چھالے یا پھوڑے پھنسیاں نکل آنے کی شکایت کرتے ہیں۔

آم کے بعد کچی لسی پینے سے جسم میں فربہی ہوتی ہے اور تازگی آتی ہے۔ معدہ، مثانہ اور گردوں کو طاقت پہنچتی ہے۔ آم کا استعمال اعضاء رئیسہ دل و دماغ اور جگر کے لیے مفید ہے۔ آم میں نشاستہ دار اجزاء ہوتے ہیں اس سے جسم موٹا ہوتا ہے۔ اپنے قبض کشا اثرات کے باعث اجابت بافراغت ہوتی ہے۔ آم جس قدر میٹھا اور رسیلا ہوگا اسی قدر گرم ہوگا جس قدر کم میٹھا یعنی ترش ہوگا اس قدر نیم گرم ہوگا۔ اپنے مصفی خون تاثیر کے سبب چہرے کی رنگت کو نکھارتا اور حسن کو دوبالا کرتا ہے۔ ماہرین طب کی تحقیقات سے ثابت ہوتا ہے کہ آم تمام پھلوں میں سے زیادہ خصوصیات کا حامل ہے اور اس میں حیاتین الف و ج تمام پھلوں سے زیادہ ہوتے ہیں۔ کچا آم اپنی تاثیر کے ناطے ٹھنڈا ہوتا ہے اور ذائقے کے لحاظ سے ترش ہوتا ہے یہ بھی اپنے اندر بے شمار غذائی و دوائی اثرات رکھتا ہے اس کے استعمال سے بھوک لگتی ہے اور صفرا کم ہوتا ہے۔ موسمی تقاضوں کو پورا کرنے کے لیے لو کے خدشات سے بچاتا ہے۔ البتہ ایسے لوگ جن کو نزلہ، زکام اور کھانسی ہو ان کو ہرگز استعمال نہیں کرنا چاہیئے۔ کیونکہ فائدہ کی بجائے نقصان ہو سکتا ہے۔

آم جو پکا ہوا اور رسیلا ہو تمام عمر کے لوگوں کے لیے یکساں مفید ہے۔ جو بچے لاغر اور کمزور ہوں ان کے لیے تو عمدہ قدرتی ٹانک ہے۔ حاملہ عورتوں کو استعمال کرنا چاہئے، یوں بچے خوبصورت ہوں گے۔ جو مائیں اپنے بچوں کو دودھ پلاتی ہیں اگر استعمال کریں تو دودھ بڑھ جاتا ہے۔ یہ خوش ذائقہ پھل نہ صرف خون پیدا کرنے والا قدرتی ٹانک ہے

بلکہ گوشت بھی بناتا ہے اور نشائی اجزاء کے علاوہ فاسفورس، کیلشیم، فولاد، پوٹاشیم اور گلوکوز بھی رکھتا ہے۔ اسی لیے دل و دماغ اور جگر کے ساتھ ساتھ سینہ اور پھیپھڑوں کے لیے بھی مفید ہے۔ البتہ یہ امر پیش نظر رہنا چاہئے کہ آم کا استعمال خالی معدہ نہیں کرنا چاہئے اور آم استعمال کرنے کے بعد دودھ پانی ملا کر ضرور استعمال کرنا چاہئے یوں آم کے فوائد بڑھ جائیں گے۔ بعض لوگ آم کھانے کے بعد گرانی محسوس کرتے ہیں اور بوجھل طبیعت ہو جاتی ہے۔ انہیں آم کے بعد جامن کے چند دانے استعمال کرنے چاہئیں۔ جامن آم کا مصلح ہے۔

آم کی مختلف اقسام

یوں تو آم کی بے شمار اقسام سامنے آچکی ہیں مگر پاکستان میں بکثرت پیدا ہونے والی اقسام درج ذیل ہیں:

دسہری:

اس کی شکل لمبوتری، چھلکا خوبانی کی رنگت جیسا باریک اور گودے کے ساتھ چمٹا ہوتا ہے۔ گودا گہرا زرد، نرم، ذائقہ دار اور شیریں ہوتا ہے۔

چونسا:

یہ آم قدرے لمبا، چھلکا درمیانی موٹائی والا ملائم اور رنگت پیلی ہوتی ہے۔ اس کا گودا گہرا زرد نہایت خوشبودار اور شیریں ہوتا ہے۔ اس کی گٹھلی پتلی لمبوتری، سائز بڑا اور ریشہ کم ہوتا ہے۔ اس کی ابتداء ملیح آباد (بھارت) کے قریبی قصبہ چونسا سے ہوئی۔

انور رٹول:

اس کی شکل بیضہ نما ہوتی ہے اور سائز درمیانہ ہوتا ہے۔ چھلکا درمیانہ موٹا چکنا اور سبزی مائل زرد ہوتا ہے، گودا بے ریشہ ٹھوس سرخی مائل زرد نہایت شیریں، خوشبودار

اور رس درمیانہ ہوتا ہے، اس کی گٹھلی درمیانہ بیضوی اور نرم ریشہ سے ڈھکی ہوتی ہے۔ اس قسم کی ابتداء میرٹھ (بھارت) کے قریب رٹول سے ہوئی۔

لنگڑا:

یہ قسم بیضوی لمبوترا ہوتا ہے، اس کا چھلکا چکنا بے حد پتلا اور نفیس گودے کے ساتھ چمٹا ہوتا ہے، گودا سرخی مائل زرد خستہ بے حد عمدہ شیریں، رس دار ہوتا ہے۔

الماس:

اس کی شکل گول بیضوی ہوتی ہے اور سائز درمیانہ چھلکا زردی مائل سرخ، گودا خوبانی کے رنگ جیسا ملائم دار شیریں اور ریشہ برائے نام ہوتا ہے۔

فجری:

یہ بیضوی لمبوترا ہوتا ہے۔ فجری کا چھلکا زردی مائل، سطح برائے نام کھردری، چھلکا موٹا اور نفیس گودے کے ساتھ ہوتا ہے۔ گودا زردی مائل سرخ، خوش ذائقہ، رس دار ریشہ برائے نام ہوتا ہے، اس کی گٹھلی لمبوتری موٹی اور ریشہ دار ہوتی ہے۔

سندھڑی:

یہ قسم بیضوی اور لمبوترا ہوتا ہے، اس کا سائز بڑا، چھلکا زرد چکنا باریک، گودے کے ساتھ چمٹا ہوتا ہے۔ گودا زرد، شیریں رس دار اور گٹھلی لمبی و موٹی ہوتی ہے۔

غلام محمد والا:

یہ شکل میں گول ہوتا ہے سائز درمیانہ، چھلکا گہرا نارنجی اور پتلا ہوتا ہے۔ گودا پیلا ہلکا ریشہ دار اور رسیلا ہوتا ہے۔ گٹھلی بڑی ہوتی ہے۔

مالرا:

بہت بڑا سائز گٹھلی انتہائی چھوٹی، چھلکا پیلا اور پتلا ہوتا ہے۔

نیلم:

سائز درمیانہ، چھلکا درمیانہ موٹا اور پیلے رنگ کا چمکتا ہوا ہوتا ہے۔

سہارنی:

سائز درمیانہ، ذائقہ قدرے میٹھا ہوتا ہے۔

ماخذ:

ہفت روزہ اہلحدیث شمارہ نمبر ۲۷ جلد نمبر ۳۹ ۲۳ تا ۲۹ جمادی الثانی ۱۴۲۹ھ ۲۸ جون تا ۰۴ جولائی ۲۰۰۸ء

موسم بہار کے امراض

موسم سرما اختتام پذیر ہونے کے بعد موسم بہار پوری آب و تاب کے ساتھ جلوہ گر ہوتا ہے۔ یہ موسم ہمارے ہاں مارچ اپریل میں ہوتا ہے۔ دن اور رات برابر ہیں۔ ہر سو پھولوں کی مہک ہے۔ باغوں میں چہل پہل نظر آتی ہے اور ایک عجب خوش گواری کا احساس ہوتا ہے۔ مگر اس کے باوجود بعض لوگ ایسے ہوتے ہیں جن کے لیے موسم تبدیل ہونے کے ایام اور خصوصاً موسم بہار بڑا اذیت ناک ہوتا ہے۔ الرجک دمے کے مریض ایسے ہی لوگوں میں شامل ہیں۔

دمہ

دنیا میں اس وقت ایک سے ڈیڑھ کروڑ افراد دمے جیسے موذی امراض کا شکار ہیں اور ان کی تعداد میں آئے دن اضافہ ہو رہا ہے۔ مگر جن لوگوں کو الرجک دمہ ہے ان کے لیے یہ خوشگوار موسم ناخوشگواری کا پیغام لیے آتا ہے کیونکہ بہار کے ایام ان کے لیے وبال بن جاتے ہیں۔ سانس لیتے وقت شدید مشکل پیش آتی ہے۔ دم گھٹتا ہے، اور سینے میں جکڑن محسوس ہوتی ہے۔ کبھی کھانسی ہوتی ہے اور زور لگا کر سانس خارج کرنا پڑتا ہے۔ جوں جوں موسم بہار ختم ہوتا اور گرمی اپنا اثر دکھانا شروع کرتی ہے ایسے لوگوں کی طبیعت بحال ہوتی جاتی ہے۔

الرجک دمہ

الرجک دمہ ہر عمر کے فرد کو ہو سکتا ہے۔ الرجک دمہ کسی خاص چیز کی الرجی سے ہوتا ہے۔ جس چیز سے الرجی ہو کر دمہ ہوتا ہے اسے حساسیہ یا الرجن (Allergen)

کہتے ہیں۔ مثلاً گائے کا گوشت، دودھ، چاول وغیرہ کیونکہ بعض افراد کو ان کے باعث الرجک دمہ ہو جاتا ہے۔ دودھ پیتے بچے کو گھر کے اندر کی اشیاء سے الرجی ہو جاتی ہے۔ مثلاً بستر، دریوں، قالین، صوفوں کے گرد و غبار، جانوروں کے پر وغیرہ۔ اسی طرح سرد ہوا، خشک موسم، ماحولیاتی اور فضائی آلودگی، فضا میں دھوئیں اور گیسوں اور مرطوب آب و ہوا سے بھی حساس افراد کو الرجک دمہ ہو جاتا ہے۔

موسم بہار میں الرجک دمہ

موسم بہار میں پھلوں، گھاس اور پودوں کا زیرہ فضا میں شامل ہو جاتا ہے۔ اس طرح یہ باریک ذرے (بیرونی مادے) سانس کے ذریعے سے پھیپھڑوں میں پہنچ کر سوزش اور ورم پیدا کرتے ہیں جس سے سانس کی نالیاں تنگ ہونے سے سانس گزرنے میں وقت ہوتی ہے۔ اس کے علاوہ موسم کا سرد خشک ہونا بھی اس کا سبب بن جاتا ہے۔ اس طرح سے بیرونی مادوں سے ہونے والا دمے کو الرجک دمہ کہتے ہیں۔ جو یہ موسم ختم ہونے اور فضا کے صاف ہونے سے ٹھیک ہو جاتا ہے۔

احتیاطی تدابیر

صبح نماز فجر کے بعد کھلے میدان آدھے گھنٹے تک لمبے لمبے سانس لیجئے۔ گھر کی صفائی پر خصوصی توجہ دیں۔ گرد و غبار سے محفوظ رہیں۔ کھٹی تیل والی اشیاء سے احتیاط کریں۔ مقوی غذاؤں کا استعمال زیادہ کریں۔

دوائی تدبیر

استاذ المکرم شہید پاکستان حکیم حافظ محمد سعید نے کافی مریضوں کو یہ نسخہ تجویز کیا اور راقم نے بھی اسے معمول مطب بنا رکھا ہے۔ یہ کافی موثر ثابت ہوتا ہے۔ (تخم میتھی

میتھی دانے) چھ گرام، خولنجان چھ گرام، برگ تلسی چھ گرام، تینوں چیزیں آدھے گلاس پانی میں جوش دے کر چھان کر نہار منہ پندرہ یوم پی لیں۔

ماخذ:

ہفت روزہ اہلحدیث شمارہ نمبر ۱۰ جلد نمبر ۳۹ ۲۲ تا ۲۸ صفر ۱۴۲۹ھ ۱تا ۷ مارچ ۲۰۰۸ء

درد شقیقہ آدھے سر کا درد

سر درد کی کئی اقسام ہیں جن میں ایک آدھے سر کا درد ہے جسے درد شقیقہ جبکہ جدید ایلو پیتھی اصطلاح میں مائیگرین کہتے ہیں۔ بعض اوقات یہ پورے سر میں ہوتا ہے مگر آدھے سر میں کم اور آدھے میں زیادہ ہوتا ہے۔ درد شقیقہ بڑی شدت سے ہوتا ہے اور مریض کو کسی کام کاج کا نہیں چھوڑتا۔ بھنوؤں کے اوپر اور ملحقہ حصے کا درد بھی شقیقہ ہی کی ایک قسم ہے۔

قدیم طبی کتب میں مشرق وسطیٰ کے پہلی صدی کے طبیب الواطیس نے اسے درد سر کی ایک قسم قرار دیا۔ جالینوس نے شقیقہ کا نام دیا اس وقت سے اسی نام سے معروف ہے۔ مردوں کی نسبت عورتوں میں زیادہ ہوتا ہے۔ آدھے سر کا درد عموماً یکایک اور اکثر صبح کے وقت طلوع آفتاب کے ساتھ شروع ہوتا ہے جوں جوں تمازت آفتاب میں اضافہ ہوتا ہے، درد میں بھی اضافہ ہوتا ہے۔ چنانچہ جب سورج نصف النہار پر ہوتا ہے تو درد میں شدت غیر معمولی ہوتی ہے۔ زوال آفتاب کے ساتھ ساتھ اس میں کمی آتی جاتی ہے اور غروب آفتاب کے ساتھ ختم ہو جاتا ہے۔ اگرچہ یہ درد سر میں ہوتا ہے تاہم پورا جسم اثر پذیر ہوتا ہے۔ شدت درد سے مریض کو سر پھٹتا ہوا محسوس ہوتا ہے، آنکھوں کے سامنے چنگاریاں محسوس ہوتی ہیں اور بھنوؤں میں بھی درد ہوتا ہے۔ دیکھا گیا ہے کہ اس کا دورہ وقفہ وقفہ سے ہوتا ہے۔ اور بعض لوگوں میں جی متلاتا ہے اور قے آتی ہے، کبھی تو اس کی شدت درد بھوک کی خواہش ختم کر دیتی ہے۔ جب دورہ ختم ہو جائے یا درد ختم ہو جائے تو مریض مکمل طور پر اپنے آپ کو صحیح اور پر سکون پاتا ہے۔

جب درد شقیقہ پرانا ہو جائے تو ذرا مشکل سے جاتا ہے، درد سر کا مادہ عام طور پر

شریانوں میں ہوتا ہے۔ گاہے یہ مادہ میں پیدا ہوتا ہے اس مرض کی خاص علامت یہ ہے کہ شریانیں تڑپتی ہیں جس سے سخت ٹیس اٹھتی ہے اگر شریانوں کو دبا کر تڑپنے سے روکا جائے تو خون اور فضلات کے بخارات جو درد سر کا سبب بنتے ہیں شریانوں سے دماغ کی طرف نفوذ کر جاتے ہیں۔

طب مشرقی کا معینہ اور بنیادی اصول علاج یہ ہے کہ اسباب مرض کا مداوا کیا جائے یہی وجہ ہے کہ علاج سے قبل اسباب مرض جاننا ضروری ہوتا ہے۔ درد شقیقہ کے اسباب میں رات کو نیند سے غفلت برتنے والے کی ایک بڑی تعداد پر اس کا شکار ہوتی ہے۔ نیند کی کمی سے دماغ اور اعصاب متاثر ہوتے ہیں۔ اس کے علاوہ نزلہ زکام کا رہنا، عام جسمانی کمزوری، اور فاسد رطوبات کا بند ہونا شامل ہیں۔ ایک خیال یہ ہے کہ اس مرض میں موروثی اثرات کو بھی دخل ہے۔ موسم بھی اس کا ایک سبب ہو سکتا ہے، بے خوابی سے بھی ہو جاتا ہے۔ جدید تحقیقات کے مطابق رگوں میں تشنج کی وجہ سے وہ ایک طرف سکڑ جاتی ہیں جس کی وجہ سے دوران خون میں رکاوٹ ہوتی ہے۔ رگیں پھول کر درد ہوتا ہے۔

طب مشرقی میں درد شقیقہ کے علاج میں مکمل نیند اور نظام ہضم کی اصلاح کی طرف توجہ دی جاتی ہے۔ جن حضرات کو یہ درد ہو وہ غذا کم اور زود ہضم استعمال کریں۔ پھلوں اور سبزیوں کا استعمال بڑھا دیں، گاجریں اور ان کا جوس اس شکایت میں بہت مفید ہے۔

بعض لوگ درد سے نجات کے لیے درد کی گولیاں یا مسکن ادویہ استعمال کر کے وقتی سکون حاصل کر لیتے ہیں لیکن یہ طرز علاج سراسر منفی و مضرات کا باعث ہے کیونکہ ان کے مابعد اثرات سے متعدد مسائل جنم لیتے ہیں جن میں مریض کا ان ادویہ کا عادی بن جانا اور اعصاب کا متاثر ہونا ہے۔

قبض کی صورت میں رات کو گلقند آفتابی دو تولے تازہ پانی سے کھالیا کریں۔

ذیل کا نسخہ درد شقیقہ میں مفید ثابت ہوا ہے۔

ھوالشافی:

کنجد سفید ۳ گرام، اسطخودوس ۳ گرام، کشنیز ۱ گرام، مرچ سیاہ ۳ دانہ۔

پانی یا دودھ میں پیس کر چھان کر حسب ضرورت چینی / کھانڈ کا اضافہ کر کے طلوع آفتاب سے قبل نوش جان کریں کم از کم بیس یوم پی لیں۔

ماخذ:

ہفت روزہ اہلحدیث شمارہ نمبر ۹ جلد نمبر ۳۹ ۱۵ تا ۲۱ صفر ۱۴۲۹ھ ۲۳ فروری تا ۲۹ فروری ۲۰۰۸ء

پتے کی پتھری

پتے کے مریضوں کی تعداد میں آئے روز اضافہ ہو رہا ہے۔ لوگ اس بارے میں اس وقت متوجہ ہوتے ہیں جب پتے میں پتھریوں کی وجہ سے درد ایک روگ کی صورت اختیار کر لیتا ہے۔ جن لوگوں کو پتے میں پتھریاں ہوتی ہیں ان کو شروع میں اس بارے میں علم ہی نہیں ہوتا، کیونکہ یہ پتھریاں کوئی مسئلہ پیدا نہیں کرتیں۔ جب کوئی پتھر پتے سے چھوٹی آنت میں رک جاتا ہے تو سخت درد ہوتا ہے جو ایک گھنٹہ سے چھ سات گھنٹے تک چلتا ہے۔ اس وقت مریض متوجہ ہو کر معائنہ کراتا ہے تو علم ہوتا ہے کہ اس کا سبب پتے میں پتھریاں ہیں۔

پتے کی پتھری وجوہات

پتے میں پتھریوں کا مرض مردوں کی نسبت عورتوں میں زیادہ ہوتا ہے۔ بیس سے ساٹھ سال تک کی عمر میں خواتین میں یہ مرض زیادہ ہوتا ہے۔ اس کے بعد کی عمر میں عورتوں کی تعداد مردوں کے برابر ہو جاتی ہے۔ اس کی وجہ عورتوں میں زنانہ ہارمون ایسٹروجن ہے جس کے باعث ان کے صفراء میں کولیسٹرول بڑھ جاتا ہے۔ خاندانی منصوبہ بندی کی گولیاں، موٹاپا اور زیادہ چکنائی والی اشیاء کا بکثرت استعمال اور ریشہ (فائبر) کی کمی بھی شامل ہے۔

پتہ جسے (Gall Bladders) کہتے ہیں۔ ناشپاتی کی شکل میں چھوٹی سی تھیلی ہے۔ جو جسم انسانی میں جگر کے پیچھے واقع ہے اسے جگر کا حصہ بھی کہا جاتا ہے۔ جس میں صفرا (Bile) بھرا رہتا ہے۔ صفرا کی فالتو مقدار پتے میں جمع رہتی ہے۔ صفرا ایک تیزابی مادہ ہے

جسے جگر بناتا ہے۔ یہ ایک نالی کے ذریعے آنتوں پر گرتا ہے اور چکنائیوں (روغنی مادوں) کو توڑ کر چھوٹے چھوٹے ننھے ذروں میں بدل کر ہاضم بناتا ہے۔ اس کے علاوہ چکنائی کی دو تہیں جو معدہ میں پروٹین پر چڑھ جاتی ہیں انہیں ہٹا دیتا ہے اور نظام ہضم کو تقویت بخشتا ہے۔ اگر صفرا کم خارج ہو اور غذا میں چکنائی زیادہ ہو تو وہ ہضم نہیں ہوتی۔ کیونکہ چکنائی (روغنی مادے) ٹوٹ کر باریک نہیں ہوتی۔ غیر ہضم شدہ اجزاء آنتوں میں جراثیم پیدا کر کے بد ہضمی کا سبب بنتے ہیں۔ ان حالات میں صفرا کے تیزابی مادے زیادہ ہو جاتے ہیں تو کولیسٹرول و کیلشیم زیادہ ہو کر ان کے ذرات پتھری کی شکل اختیار کر لیتے ہیں۔ جو سرسوں کے دانے سے لے کر گاف کے گیند جتنے ہوتے ہیں۔

پتے کی پتھریاں عموماً زیادہ تر کولیسٹرول سے ہی بنتی ہیں۔ یہ پتھر پتے کے اندر ہوتے ہیں یا ان نالیوں میں جو پتے اور جگر کو چھوٹی آنتوں سے ملاتی ہیں۔ اگر پتھریاں چھوٹی ہوں تو ایکسرے میں نہیں آتیں البتہ الٹرا ساؤنڈ میں پتہ چل جاتا ہے۔ یہ مقدار ایک سے لے کر پچاس تک بھی ہو سکتی ہے۔ چھوٹی پتھری نقصان نہیں دیتی مگر جب یہ مقدار اور حجم میں بڑھ جائیں تو تکلیف شروع ہو جاتی ہے۔ جن میں پتہ کا ورم شامل ہے جب یہ بڑھ جائے تو شدید درد بھی ہو جاتا ہے۔ اگر جگر کے مقام پر درد ہو اور ساتھ بخار بھی ہو جائے تو دیکھا گیا ہے کہ یہ عموماً پتہ کا درد کہلاتا ہے جو قے اور متلی کے ساتھ ہوتا ہے۔ یہ درد پتہ میں پتھری پر دلالت کرتا ہے جو کہ ریت کے ذروں کی صورت میں بھی ہو سکتی ہے اور بڑی بھی۔ کبھی کبھی پتھری پتے کے منہ میں پھنس جانے سے ورم کی وجہ سے درد ہوتا ہے۔

احتیاطی تدابیر

پتے کی پتھریاں ادویہ سے خارج نہیں ہوتیں کیونکہ پتے کی نالی بہت باریک ہوتی ہے۔ اس میں لچک بھی ہوتی ہے۔ درد کی شدت میں پودینہ، الائچی خورد، سبز چائے کا قہوہ

بنا کر بغیر چینی ملائے دو دو چمچے تھوڑے تھوڑے سے وقفے سے پلائیں اس سے ریاح خارج ہو کر درد ختم ہو جاتا ہے۔ معدہ اور آنتوں کے تناؤ میں کمی آ جائے گی۔ درد کے مقام پر مالش ہر گز نہ کریں۔ اس سے درد میں اضافہ ہو سکتا ہے۔

پتھریاں نکلنے کی کوئی صورت نہیں ہوتی اس لیے اگر تکلیف بڑھ جائے یعنی درد ہو تو پھر عمل جراحی کروالینا مناسب ہے۔ پتہ نکلوانے سے انسانی زندگی کو کوئی خطرہ نہیں ہوتا۔ البتہ طرز زندگی متاثر ہو سکتا ہے۔

پتے کی پتھریوں سے محفوظ رہنے کے لیے چکنائیوں کا استعمال کم کیا جائے۔ غذائی ریشہ سالم اناج پھلوں اور سبزیوں کی صورت زیادہ استعمال کریں۔ پروٹین (گوشت) روزانہ ڈیڑھ دو چھٹانک سے زیادہ نہ لیں۔ وزن کو کنٹرول رکھیں۔ ہلکی پھلکی ورزش کو معمول بنائیں۔ کولیسٹرول والی غذائیں کم کھائیں۔ اس طرح بلڈ پریشر کے بڑھنے اور امراض قلب سے بھی محفوظ رہا جا سکتا ہے۔ سبزیوں اور پھلوں کا غذا میں اضافہ کریں۔ ڈبل روٹی، آلو اور چاول سے پرہیز رکھا جائے۔ کھانے کے درمیان پانچ چھ گھنٹے سے زیادہ وقفہ نہ رکھیں۔ حیاتین بھی کولیسٹرول کو کم کرنے میں معاون ہے۔ دودھ، مکھن، کیلا اور انڈے کا استعمال کم رکھیں۔ سبزیاں اور پھل زیادہ مفید ہیں۔ ذہنی سکون کا بھی خیال رکھیں۔ اپنے طور پر ٹوٹکے وغیرہ نہ کریں۔ اور عمل جراحی کی صورت میں کسی ماہر مستند سرجن سے رجوع کریں۔

ماخذ:

ہفت روزہ اہلحدیث شمارہ نمبر ۸ جلد نمبر ۳۹ ۰ ۸ تا ۱۴ اصفر ۱۴۲۹ھ ۱۶ فروری تا ۲۲ فروری ۲۰۰۸ء

ورزش۔۔۔۔ دوا سے زیادہ ضروری

جسم انسانی کی صحت کے لیے ورزش کی اہمیت ہر دور میں تسلیم کی گئی ہے اور کوئی اس حقیقت سے انکار نہیں کر سکتا کہ ورزش ہر عمر میں یکساں مفید ہے۔ جسم کی مثال ایک مشین کی مانند ہے اگر کسی مشین کو استعمال میں نہ لایا جائے تو زنگ آلود ہو جاتی ہے اور زنگ آلود مشین کی کارکردگی سے ہم سب واقف ہیں کہ کتنی جلد وہ جواب دے جائے گی۔ اس طرح اگر جسم انسانی کو مناسب حرکت نہ دی جائے تو نہ صرف موٹاپا آجائے گا بلکہ مشین کے اعضاء خراب ہو کر صلاحیت عمل میں فرق آجائے گا۔

ورزش کم ہو یا زیادہ ہر صورت میں مفید ہے۔ بلکہ ایک بہترین ٹانک ہے جس سے جسم چاک و چوبند رہتا ہے اور قوت و چستی کا احساس ہوتا ہے۔ ہمارے ہاں ہاتھ پاؤں کو حرکت دینے کا نام ورزش دیا جاتا ہے یہ ایک نا مکمل تشریح ہے۔ جب ہم جسم کو اس طرح حرکت دیں کہ جس سے پورا جسم حرکت میں رہے اور یہ عمل روزانہ کچھ وقت کے لیے با قاعدگی سے کیا جائے تو اسے ورزش کا نام دیا جا سکتا ہے۔

کبھی کبھار ورزش کرنا بجائے فائدے کے نقصان دہ ہو سکتا ہے اس لیے اگر آپ ورزش کے فوائد حاصل کرنا چاہتے ہیں تو یہ با قاعدگی سے کی جائے تاہم ہر عمر اور جسم کے لحاظ سے اس کا تقاضا ضرورت الگ الگ ہے۔ تیس سال سے قبل عمر میں زور دار اور تھکا دینے والی ورزش مناسب ہے دوران ورزش خون کی رفتار میں اضافہ ہو جاتا ہے جسم کے ہر حصے میں خون کی فراہمی بڑھ جاتی ہے، سانس کی رفتار بڑھتی اور سانس گہرے ہو جاتے ہیں اور یہ سانس خون کی نالیاں جو بند ہو چکی ہوں چلانے میں اہم کردار ادا کرتا ہے۔

ورزش سے چربی پگھلتی اور موٹاپا ختم ہوتا۔ سانس سے مراد آکسیجن ہے آکسیجن

خون کے ساتھ مل کر ہمارے جسم کے تمام اعضاء میں، اعضا کی تمام بافتوں میں اور بافتوں کے تمام خلیات میں پہنچ کر انہیں زندہ اور متحرک رکھتا ہے۔ ہماری سانس کے ساتھ جو آکسیجن جسم کے اندر جاتی ہے اس کی مدد سے ہمارے پھیپھڑے (جگر) خون صاف اور طاقتور بناتے ہیں۔ نیلے رنگ کی رگیں استعمال شدہ خون کو واپس لوٹاتی ہیں اور سرخ رنگ کی شریانیں خون کی سرخ ذرات کو ایک ایک خ لیے تک پہنچاتی ہیں۔

جسم کے جن خلیات کو سرخ رنگ کا خون نہیں ملتا مثلاً ہارٹ اٹیک میں تو دل کے وہ خلیات مردہ ہو جاتے ہیں اور دوبارہ زندہ نہیں ہوتے۔ ورزش سے آکسیجن اور خون کا بہاؤ تیز ہو کر خون صاف ہو کر ایک ایک خ لیے تک پہنچ جاتا ہے۔ صرف پھیپھڑوں اور خون ہی نہیں بلکہ جسم کا ہر عضو معدہ جگر مثانہ گردے اور دماغ سب کی کارکردگی بہتر ہو جاتی ہے۔ ورزش سے دماغی اعصاب کو طاقت ملتی ہے اور جسمانی صحت بہتر ہو جاتی ہے۔ جسمانی عضلات اور جوڑ بہتر کام کرتے ہیں۔

جو لوگ ورزش نہیں کرتے عموماً وہ قبض، بدہضمی اور گیس کے امراض کا شکار ہو جاتے ہیں۔ اگرچہ یہ سنگین مرض نہیں مگر سخت بے چینی پیدا کر کے زندگی کا سکون غارت کر دیتے ہیں یہ گھٹن ہے جو خاموش قاتل کا کردار ادا کرتا ہے اس کے علاوہ خون کی رگوں کو تنگ کرنا، کولیسٹرول کا بڑھ جانا، ہائی بلڈ پریشر، ذیابیطس اور موٹاپا وغیرہ ہو سکتے ہیں۔ لہٰذا ہر روز صبح نماز فجر کے بعد ورزش کے لیے وقت دینا بہتر صحت کی ضمانت ہے۔ اگر ہم ورزش سے کوتاہی کریں تو زندگی بے مزہ ہو جائے گی۔ اور جب جسم صحت مند و توانا نہ ہو گا تو زندگی کی تمام مدتیں اور لذتیں بے معنی ہوں گی لہٰذا صحت کی نعمت خداوندی سے فائدہ اٹھانے کے لیے ورزش ضروری ہے۔

رسول خدا صلی اللہ علیہ وسلم نے بھی فرمایا ہے کہ روز قیامت صحت کے متعلق

سوال ہو گا۔ ظاہر ہے جس جسم کو آرام پہنچانے کے لیے ہم جدوجہد کرتے ہیں۔ جس دماغ کی صلاحیتیں کو بیدار کرنے کے لیے ہم دوڑ لگا رہے ہیں وہ جسم لاغر اور غیر صحت مند ہو تو دولت کس کام کی ہو گی۔ یہ بات بھی مشاہدہ میں ہے کہ جو بچے دوڑتے اور پھدکتے ہیں وہ صحت مند ہوتے ہیں اس لیے ضروری ہے کہ بچوں میں شروع ہی سے ورزش کا رجحان فروغ دیا جائے ہمیشہ صحت مند و توانا، اقوام ہی ترقی کی منازل طے کرتی ہیں۔ ہماری قوم صحت کے حوالے سے بہت پیچھے ہے۔ حالانکہ تعمیر پاکستان کے لیے افراد ملت کی صحت ایک لازمی ضرورت ہے۔ ورزش کی اہمیت وافادیت اجاگر کرنا وقت کی اہم ضرورت ہے۔ سکولوں کالجوں میں لازمی ورزش کا اہتمام کیا جائے۔ کسی دانا نے خوب کہا ہے کہ:

اے تن درست! مستقبل تیرے لیے ہے

ورزش کے لیے یہ ضروری نہیں ہے کہ ہیوی ویٹ لفٹنگ ہی کی جائے بلکہ عمر کے لحاظ سے مناسب چہل قدمی اور اس دوران وقفے وقفے کرنے سے بھی مطلوبہ مقاصد حاصل کئے جاسکتے ہیں۔ اگر آپ کی عمر پچاس سال سے تجاوز کر چکی ہے تو صبح نماز فجر کے بعد لمبی سیر بھی ورزش کے زمرے میں شمار ہو گی۔

ماخذ:

ہفت روزہ اہلحدیث شمارہ نمبر ۷ جلد نمبر ۳۹ ۱۰ تا ۷۰ صفر ۱۴۲۹ھ ۹ فروری تا ۱۵ فروری ۲۰۰۸ء

بالوں کے امراض

بال مرد کے ہوں یا عورت کے، وقار اور خوبصورتی سے ان کا خاص تعلق ہے۔ بلاشبہ یہ قدرت کا بیش بہا عطیہ ہیں جو انسانی جسم کو خوبصورتی عطا کرتے ہیں۔ یہی وجہ ہے کہ ہر کوئی گھنے اور سیاہ بال پسند کرتا ہے اور سب سے زیادہ توجہ انسان انہی پر دیتا ہے۔ شیو بناتا اور اصلاح گیسو سب اسی فطری خواہش اور توجہ کے مظاہر ہیں۔ ہمارے جسم پر تقریباً پانچ لاکھ بال ہوتے ہیں۔ صرف پاؤں کے تلووں اور ہاتھوں کی ہتھیلیاں ہی ایسی جگہ ہیں جن پر بال نہیں اگتے۔ جسم میں سب سے زیادہ بال سر پر ہوتے ہیں اور ان کی تعداد تقریباً سوا لاکھ ہوتی ہے۔ بالوں کی لمبائی ایک انچ سے ایک گز تک ہوتی ہے اور عمر دو سے چھ سال تک ہوتی ہے۔ چھ سال بعد پرانا بال گر کر نیا آ جاتا ہے۔ گرم آب و ہوا والے مقامات پر بال زیادہ بڑھتے ہیں۔ ظاہری طور پر بال بہت نرم معلوم ہوتے ہیں مگر بہت مضبوط ہوتے ہیں۔ بالوں کی لمبائی رنگت اور ساخت کا تعلق عموماً کافی حد تک خاندان سے ہوتا ہے۔

بالوں کے امراض میں سب سے اہم گنجا پن ہے۔ یعنی بالوں سے محروم ہو جانا۔ بالوں کا گرنا ویسے تو ایک طبعی عمل ہے کیونکہ کمزور شدہ بال آہستہ آہستہ گر ہی جاتے ہیں اور ان کی جگہ نئے بال آتے رہتے ہیں۔ اگر بال نہ گریں تو انسان بھی ایک برفانی ریچھ کا روپ دھار لے مگر قبل از وقت بال گرنا ایک پریشان کن بات ہے اور اس سے نجات کے لیے دنیا کے بے شمار لوگ کوشاں رہتے ہیں مگر تھک ہار کر اسے قبول کر لیتے ہیں۔ اخبارات و رسائل اٹھا کر دیکھیں تو بال اگانے کی ادویہ اور تیلوں کے اشتہارات کی بھرمار ہوتی ہے اور لاکھوں روپوں کے یہ تیل فروخت ہو رہے ہیں جن لوگوں کو ان سے فائدہ

نہیں ہوتا وہ انہیں فراڈ قرار دیتے ہیں۔ جن کو کچھ فائدہ ہو وہ ان کے گیت گاتے ہیں۔

سر کے بال جلد کا ایک زائد حصہ ہیں جنہیں ہم بالوں کے غدود یا گلٹیاں کہتے ہیں۔ بالوں کی جڑیں حقیقی جلد کے نشیب میں ۴/۱ سے ۱۲/۱۱ انچ تک گہری ہوتی ہیں۔ جب کہ بال ایک طرح کا بے جان تنا ہوتے ہیں۔ یعنی جلد کے باہر بے جان ہوتے ہیں اس وجہ سے ہی جب ہم بال کٹواتے ہیں تو ہمیں کوئی دقت نہیں ہوتی۔ اس کے بر خلاف بالوں کی جڑ ایک زندہ اور فعال ریشہ ہیں ان کی پرورش خون کی باریک رگوں سے ہوتی ہے اور ان کی طاقت اعصاب کے ذریعے برقرار رہتی ہے۔ بالوں کی پیدائش کے تین مراحل ہیں، پہلے مرحلے میں پیدا ہو کر بڑھتے ہیں، دوسرے مرحلے میں گرتے ہیں۔ بالوں کے گرنے یا گنجے پن کا انحصار پہلے اور دوسرے مرحلے پر ہے۔ پہلے مرحلے میں جس قدر پیدا ہوں گے اسی قدر گھنے ہوں گے، جتنے زیادہ گریں گے اتنا ہی سر صاف ہوتا جائے گا جبکہ تیسرے مرحلے میں تو بالوں سے مکمل رخصت ہے۔

انسانی جسم اور جلد میں فعلیاتی اور مرضیاتی تبدیلیوں کا بالوں کی صحت سے گہرا تعلق ہے۔ عام طور پر دیکھنے میں آیا ہے کہ ان تبدیلیوں سے ہی بال گر کر صاف ہو جاتے ہیں۔ اس کے علاوہ بال جھڑنے کے اسباب میں جنسیاتی موروثی اثرات بھی شامل ہوتے ہیں۔ جبکہ شدید امراض، شدت بخار، تیز کیمیکل ادویات کے علاوہ کسی ذہنی کیفیت، خون کی کمی، نقص تغذیہ اور تھائی رائڈ گلینڈ (غدہ درقیہ) کی خرابی اور بعض خواتین میں دوران حمل بال تیزی سے جھڑتے ہیں۔ مگر کچھ عرصے کے بعد عموماً خود ہی آجاتے ہیں۔ مستقل گنجے پن کی وجہ سے بالوں کی جڑوں کا مردہ ہو جانا ہے اور دوسری وجہ بال خورہ ہو سکتی ہے۔ پہلی صورت میں خون کی کمی سے جڑیں ختم ہو جاتی ہے اور جسم کی طرح کمزور ہو کر مر جاتی ہیں۔ ان جڑوں کی تباہی میں کھوپڑی چھوت (پھپھوندی) وائرس کو بھی عمل دخل

ہے۔ اس طرح جلدی وائرس نملہ (Herdeszosrter) سے بھی گنجا پن ہو سکتا ہے۔ ایسے لوگ جن کے خون کی کمی سے بال گرتے ہوں مقوی غذاؤں کا استعمال کرنا چاہیے۔

بال خورہ (Alopicial) یہ ایک پریشان کن مرض ہے اس کا شکار زیادہ تر مرد ہوتے ہیں۔ اور مقام زیادہ داڑھی یا بھنویں بنتے ہیں۔ جہاں سے تکلیف کا آغاز ہوتا ہے۔ پہلے وہاں دھبہ پڑتا ہے، اس کے بعد چھوٹی چھوٹی پھنسیوں کا دائرہ بن جاتا ہے، پھنسیاں کچھ روز میں سوکھ جاتی ہیں اور ان کی کھرنڈ باریک چھلکوں کی صورت میں جھڑ جاتے ہیں۔ ساتھ ہی بال گر کر گول چکنا بن جاتا ہے اور بھوسی لگی رہتی ہے۔ یہ نشان بڑھ کر بعض اوقات داڑھی اور سر کو صاف کر لیتے ہیں یہ تکلیف ویسے تو کوئی نقصان نہیں دیتی لیکن نفسیاتی طور پر پریشان کر دیتی ہے جدید تحقیقات نے اس کا سبب ایک خاص قسم کا بیکٹیریا بتایا ہے۔ قدیم اطباء کے نزدیک اس کا سبب اعصابی فتور اور نمکین غذاؤں کا زیادہ استعمال ہے۔ اس مرض میں جسم میں خود کار واقع اجسام (Anti Body) بننے لگتے ہیں۔ بعض لوگوں میں موروثی بھی ہوتا ہے۔ اس مرض میں صحت بخش غذائیں استعمال کی جائیں، دودھ، دہی، میٹھے پھل، سبزیاں زیادہ استعمال کی جائیں۔ قبض نہ ہونے دیں، خون صاف کرنے والی ادویہ کا استعمال مفید ہے، جمال گھوٹہ کا تیل احتیاط سے تمام مرض پر پھریری سے لگائیں۔ تھوم، پیاز اور ادرک کا پانی لگانا بھی مفید ہے۔

"بفہ" جسے dandruff کہتے ہیں اور عام طور پر سر میں خشکی یا بھوسی کہا جاتا ہے اس تکلیف میں سر کی جلد سے ایک چکنی رطوبت بہتی ہے جو جلد کی سطح پر جمع ہو کر جسم کی حرارت سے جسم سے بھوسی کی مانند جھڑتی ہے۔ دراصل یہ رطوبت سر کی جلد کو خشکی سے بچانے کے لیے سر کے غدودوں سے نکلتی ہے مگر جب یہ رطوبت زیادہ بننے لگے تو بہتی ہے بعض لوگوں میں جسم کے دوسرے حصوں میں بھی کبھی ہو جاتی ہے اور خشی پیدا

کرتی ہے۔ اس میں عام طور پر سر میں خارش ہوتی ہے جس سے بھوسی اترتی ہے۔ یہ خشکی سر کی جلد کے مسامات کو بند کر دیتی ہے اور میل کچیل خارج نہیں ہو پاتا۔ دھوپ اور تازہ ہوا بھی نہیں لگتی جس سے بالوں کی جڑیں کمزور ہو جاتی ہیں۔ اور بال گرنے لگتے ہیں، اس کی ایک وجہ خون کی کمی اور غذائی کمی بھی ہوتا ہے۔ بفہ کی صورت میں روغن کمیلہ ۱۰۰ گرام اور دواخارش سفید ۱۰ گرام ملا کر رکھ لیں۔ رات کو ہلا کر انگلیوں سے بالوں کی جڑوں میں جذب کرایا کریں۔ صبح بال دھو دیں۔ دس یوم میں مطلوبہ نتائج سامنے آتے ہیں مگر اس کے ساتھ غذا بہتر بنائیں۔ پتوں والی سبزیاں، تازہ دودھ، موسمی پھل، سبز ترکاریوں زیادہ کھائیں۔ موسم سرما میں مچھلی کے جگر کا تیل (روغن جگر ماہی) استعمال کرائیں اور ذیل ادویہ کھائیں:

۱ صبح دوالمسک معتدل سادہ چھ گرام بعد غذا دوپہر شام شربت فولاد دو چمچے پانی ملا کر جبکہ رات کو گل منڈی چھ گرام جوش دے کر چھان کر پی لیں۔

۲ روزانہ نیم کے تازہ پتے پیس کر لگانا بھی مفید ہوتا ہے، اگر کسی بیماری کی وجہ سے ہو تو مقوی غذائیں استعمال کرائیں۔

بالوں کا سفید ہونا

قبل از وقت بالوں کا سفید ہونا بڑا تشویش ناک ہوتا ہے، اگرچہ جسمانی صحت پر اس کا کوئی اثر نہیں ہوتا لیکن ذہنی اور نفسیاتی طور پر اس کا رد عمل ناخوشگوار ہی ہوتا ہے۔

بالوں کو قدرتی طور پر سیاہ رنگ دینے والا مادہ جلد کے اندر ہوتا ہے اور ایک دفعہ بال جلد سے باہر آجائے تو اس کے بعد اس کا رنگ تبدیل نہیں ہوتا پھر بال کے اندر ایک سوراخ ہوتا ہے، اس میں رنگت کا مادہ اور چربی ہوتی ہے، سیاہ بالوں میں رنگ دار مادہ زیادہ ہوتا ہے، عمر کے ساتھ ساتھ اس رنگ کی پیداوار کم ہوتی جاتی ہے اور آخر کار ختم ہو جاتی

ہے۔ چنانچہ بال پہلے بھورے، پھر سفید ہوتے ہیں۔ یہ تو طبعی عمل ہے مگر وقت سے قبل بچوں اور نوجوانوں میں بال سفید ہو جانے کی وجوہات میں موروثی اثرات کے علاوہ خون کی کمی سے بھی رنگت میں فرق آجاتا ہے مگر ابھی تک کوئی بھی سبب معلوم نہیں ہو سکا مگر مطب کے تجربات سے مشاہدہ میں آیا ہے کہ دائمی نزلہ، زکام، دماغی کمزوری اور سوائے ہضم بھی بالوں کی سفیدی کا ایک سبب ہو سکتے ہیں۔

اس لیے طب مشرقی کے اصول علاج کے مطابق اسباب جاننا ضروری ہے۔ اگر دائمی نزلہ زکام کی شکایت رہتی ہے تو پھر قرص مرجان سادہ ا عدد، خمیرہ گاؤ زبان عنبری چھ گرام صبح نہار منہ کھانا مفید ہے۔ جبکہ رات سوتے وقت اسطخودوس چھ گرام پانی میں جوش دے کر نیم چھان کر خمیرہ بادام کچھ چھ گرام کھا لیا کریں۔

بالوں کی حفاظت کے لیے تدابیر

بالوں کی صفائی بہت ضروری امر ہے۔ اس لیے ہفتے میں کم از کم تین بار کسی مناسب صابن یا شیمپو سے صاف کیا جائے اور روزانہ سادہ پانی سے دھو کر صاف کیا جائے۔ اگر جلد چکنی ہے تو بیسن سے دھونا مفید ہے، برش روزانہ کیا جائے اور بالوں کو دھونا تازہ ہوا اور دھوپ میں کھلا چھوڑا جائے۔ اس کے بعد مناسب تیل لگائیں۔ بازاری تیلوں سے احتیاط کریں۔ بالوں کو زیادہ صابن نقصان دیتا ہے اور جلدی امراض جنم لیتے ہیں۔ بالوں کی کھٹاس بھی گل جاتی ہے اور جو جراثیم کو مارتی ہے بالوں کو دھو کر دھوپ لگانا اس لیے بھی مفید ہے کہ دھوپ جراثیم مارتی ہے اور حیاتین "د" کو جذب کرتی ہے۔ قدیم اطباء نے بالوں کے ماحول کو ترش قرار دیا ہے اس سے ان کی نشوونما ہوتی ہے یہی وجہ ہے کہ ترش اشیاء سے دھونے کا مشورہ دیتے ہیں۔

غذا میں موسمی پھل، سبزیاں، دودھ، دہی مفید ہیں کیونکہ خون کی کمی یا جسمانی طور

پر کمزور شخص کے بال کبھی بھی صحت مند توانا اور گھنے و سیاہ نہیں ہوں گے۔ اس لیے صحت کی طرف توجہ ضروری ہے۔

ماخذ:

ہفت روزہ اہلحدیث شمارہ نمبر ۵ جلد نمبر ۳۹ ۱۶ تا ۲۲ محرم الحرام ۱۴۲۹ھ ۲۶ تا ۱ فروری ۲۰۰۸ء

مالٹا۔۔۔ دماغی کام کرنے والوں کے لیے قدرتی تحفہ

پھل نعمت رب جلیل ہیں اور حضرت انسان کے لیے قدرت کی نعمتوں میں سے ایک ہیں۔ پھلوں میں شکر یلے اجزاء اور جسم کو توانائی و حرارت پیدا کرنے والے نیز حیاتین کی مختلف اقسام بکثرت موجود ہوتی ہیں۔ انہیں غذائی ادویہ بھی کہا جا سکتا ہے۔ پھلوں کی ایک اہم خوبی ان کا زود ہضم ہونا ہے، اس طرح نہ صرف یہ خود ہضم ہو کر فرحت کا احساس دلاتے ہیں بلکہ غذا کے ہاضمے میں مدد دیتے ہیں۔ ان پھلوں میں ایک مالٹا ہے جو ہمارے ہاں بکثرت ہوتا ہے۔ اور اسی تناسب سے استعمال ہوتا ہے۔ نارنگی، سنگترہ، جاپانی پھل (پرسمین) کے خاندان سے تعلق رکھتا ہے۔

یہ خاندان ترشاوہ کہلاتا ہے۔ ترشاوہ پھلوں کا شمار غذائی اعتبار سے اہم پھلوں میں ہوتا ہے تاہم ہر ایک کی رنگت، خوشبو، ذائقہ اور تاثیر الگ الگ ہے لیکن مالٹا رنگت، خوشبو، ذائقہ اور تاثیر کے لحاظ سے اپنا منفرد مقام رکھتا ہے، مالٹا مسمی کے مقابل بڑا اور زیادہ ترش ہوتا ہے۔ پاکستان میں اس کی ایک اور قسم کی کاشت بھی خوب ہونے لگی ہے جو اندر سے سرخ اور چقندری رنگ کی ہوتی ہے اس حوالے سے یہ ریڈ بلڈ کہلاتی ہے۔ مالٹا تمام عمر کے لوگ بڑی رغبت سے استعمال کرتے ہیں اور ہر عمر کے لوگوں کے لیے یکساں مفید ہے۔ مالٹے کے کیمیائی اجزاء میں سٹرک ایسڈ اور حیاتین ج (وٹامن سی) بکثرت ہوتے ہیں۔ اس کے علاوہ معدنی نمک مثلاً کیلشیم، میگنیشیم، فولاد، پوٹاشیم، فاسفورس، جست اور تانبا وغیرہ بھی ہوتے ہیں۔

مالٹے کا جوس (رس) ہاضم ہوتا ہے جسم کی قوت مدبرہ کی اصلاح کرتا ہے۔ دل و دماغ کو فرحت بخشتا اور معدہ کو قوت دیتا ہے۔ صالح خون پیدا کرتا ہے جس سے رنگت

صاف ہو کر نکھار آتا ہے۔ شدت گرمی میں اس کا استعمال گرمی سے تسکین دیتا ہے۔ یوں یہ موسمی شدتوں سے بچاتا ہے۔ ویسے بھی قدرتی نظام کے تحت پھل اپنے موسمی تقاضوں کو پورا کرتے ہیں۔ حدت اور گرمی کم کرنے کے لیے یہ قدرتی ٹانک ہے، گرمی اور زہروں کو ختم کرتا ہے۔ وہم اور وحشت میں فائدہ دیتا ہے، طبیعت میں چستی و فرحت پیدا کرتا ہے، مالٹا زود ہضم ہے اور حلق سے نیچے اترتے ہی خون میں شامل ہو جاتا ہے، نیز غذا کے ہاضمے میں مدد دیتا ہے۔

طب کے نکتہ نگاہ سے مالٹا صفرا کو کم کرتا ہے یہی وجہ ہے کہ صفراوی بخاروں میں مفید ہے۔ مالٹے کا رس استعمال کرنے سے طبیعت کو تسکین ملتی ہے، دل و دماغ کو فرحت کا احساس ہوتا ہے اور جسم کا مدافعتی نظام مضبوط ہوتا ہے۔ مالٹے کے پھول میں معدنی اجزاء کافی مقدار میں ہوتے ہیں یوں اس کا صرف رس ہی استعمال نہیں کرنا چاہئے بلکہ پھوک بھی کھالینا چاہیے۔ اس طرح یہ پھل غذائیت فراہم کرنے کے ساتھ ساتھ ریشہ (فائبر) بھی فراہم کرتا ہے جو قبض کے لیے مفید ہے۔ ریشہ کے اور بھی بہت فوائد ہیں۔ مالٹے میں چونکہ مٹھاس کم ہے اس لیے ذیابیطس (شوگر) کے مریضوں کے علاوہ ان کے لیے بھی فائدہ مند ہے جو مٹاپے سے نجات چاہتے ہیں، مالٹا کا چھلکا جس قدر پتلا ہو گا اسی قدر غذائی اجزاء سے موثر ہو گا اور ذائقہ بھی اچھا ہو گا۔ اس کے چھلکوں کے چھوٹے چھوٹے ٹکڑے کر کے سکھالیں تو چاولوں کو خوشبودار بناتے ہیں۔ اور ہمارے ہاں گھروں میں انہیں اس طرح استعمال کیا جاتا ہے ان چھلکوں کا مربہ اور ابٹن بھی بنایا جاتا ہے اس ابٹن سے نہ صرف چہرے کے داغ، دھبے اور چھائیاں دور ہوتے ہیں بلکہ چہرے کی جلد میں قدرتی نکھار پیدا ہوتا ہے۔

البتہ یہ بات پیش نظر رہے کہ وہ لوگ جن کو نزلہ، زکام اور کھانسی کا عارضہ ہو وہ

مالٹا کا استعمال نہ کریں کیونکہ ان عوارض میں مالٹا استعمال کرنا مضر ثابت ہو سکتا ہے۔ وہ لوگ جن کا گلا ترش اشیاء کا متحمل نہیں ہو سکتا انہیں اس کے ساتھ کالی مرچ اور تھوڑا نمک لگا کر استعمال کرنا چاہئے، قدرت کا یہ خوبصورت خوش ذائقہ پھل جام زریں ہے اور اس موسم میں اس جام زریں کو خوب منہ لگائیے۔

ماخذ:

ہفت روزہ اہلحدیث شمارہ نمبر ۴ جلد نمبر ۳۹ ۹ تا ۱۵ محرم الحرام ۱۴۲۹ھ ۱۹ تا ۲۵ جنوری ۲۰۰۸ء

قبض

قبض ان امراض میں شامل ہے جس کا شکار آج کل بیشتر افراد ہیں اسے تہذیب جدید کا تحفہ قرار دینا مناسب اور صحیح ہو گا۔ اس مرض کے شکار افراد میں عمر کی کوئی قید نہیں ہے۔ قبض کو ام الامراض کہا جاتا ہے۔ یعنی امراض کی ماں۔ اس سے کئی امراض جنم لیتے ہیں۔ قبض اجابت کا بروقت نہ ہونا ہے اس کی متعدد اقسام ہیں جن میں وقت پر بافراغت اجابت کا نہ ہونا، سخت قسم کا براز خارج ہونا، دو تین دن تک اجابت کا نہ ہونا۔ اجابت کے وقت دقت ہونا، وغیرہ شامل ہیں۔ قبض نہ ہونے کی علامت یہ ہے کہ چوبیس گھنٹے میں ایک بار اجابت بغیر دقت یا ادویہ کے وقت پر ہو جائے۔

جب ہم غذا کھاتے ہیں تو یہ معدہ میں جاتی ہے جہاں سے نکل کر چھوٹی آنت میں داخل ہوتی ہے تو ہاضمے کا عمل نسبتاً تیز ہو جاتا ہے۔ چھوٹی آنت اسے مزید قابل ہاضم بناتی ہے اور غذا کا مائع حصہ بڑی آنت میں تکمیل کو پہنچتا ہے۔ یعنی پانی جذب ہو کر باقی حصہ فضلہ کی صورت اختیار کر لیتا ہے جو ہمارے شکم کے بائیں طرف آہستہ آہستہ حرکت کرتا ہے اور قولون کے ساتھ ساتھ اترنے لگتا ہے۔ یہ پورا عمل اور فضلات کا اخراج صحت کے لئے بہت ضروری ہے البتہ اس عمل کی رفتار مختلف اجزا میں مختلف ہو سکتی ہے اگر ہضم کا عمل سست ہو تو اجابت خشک اور سخت ہو سکتی ہے۔ اس کو قبض کہتے ہیں جو بعض صورتوں میں خطرناک صورت اختیار کر لیتی ہے۔ قبض کی صورت میں پیٹ میں گرانی اور طبیعت میں بے چینی ہوتی ہے، مزاج میں چڑچڑاپن سستی ہوتی ہے، منہ سے بدبو اور بدبودار گیس خارج ہوتی ہے۔

گاہے سر میں درد اور اختلاج قلب (دل ڈوبنا) کی شکایت ہوتی ہے۔ بھوک کم لگتی

ہے۔ بعض لوگوں میں کمر درد بھی ہوتا ہے، فضلات کے جمع رہنے سے گیس ریاح پیدا ہوتے ہیں اگر یہ خارج نہ ہوں تو تکلیف میں مزید اضافہ ہو جاتا ہے۔ پھر بھوک تو اسی وقت لگے گی جب پہلی غذا خارج ہو گی اور مزید غذا کے داخلے کے لیے جگہ بن جائے گی۔

قبض ہونے کے کئی اسباب ہیں:

بعض انفرادی ہوتے ہیں یعنی اجابت کو دبانا، اجابت کی خواہش ہونے پر غفلت کرنا وغیرہ شامل ہیں۔ شہروں میں رہنے والے لوگ جو کہ ریشہ (فائبر) کا استعمال کرتے ہیں فروٹ، بن، کباب اور شیر مال کا بکثرت استعمال کرتے ہیں، پھلوں سبزیوں کے بجائے مرغن تلی ہوئی غذاؤں کا زیادہ شکار ہوتے ہیں۔ نقص تغذیہ کے علاوہ بعض بری عادات بھی قبض کا سبب بنتی ہیں۔ چنانچہ جذبات بھی ہاضمے میں ایک گونہ اہمیت کے مالک ہیں۔ غذائی اوقات میں بد نظمی سے بھی اجابت کا نظام متاثر ہوتا ہے۔ بعض اوقات ادویہ کے استعمال سے اور بکثرت تمباکو نوشی، چائے نوشی کے استعمال سے بھی قبض رہنے لگتی ہے۔ اس کے علاوہ آنتوں کی حرکت دودیہ کی سستی، اخراجی قوت کی کمی، آنتوں میں رطوبت کی کمی، ثقیل غذاؤں کا زیادہ استعمال، آرام طلبی، ورزش کا فقدان اور پانی کے کم استعمال سے بھی قبض کا مرض لاحق ہو جاتا ہے۔

قبض کا اصل علاج یہ ہے کہ ابتدائی عمر سے ہی بچوں میں صحت مند عادات کا شعور پیدا کیا جائے یعنی وقت مقرر کر لیا جائے۔ اس حوالے سے والدین پر اہم ذمہ داری ہے۔ قبض کشا ادویہ کا اصل مقصد وقتی آرام ہوتا ہے۔ کیونکہ مریض کو جو ذہنی و جسمانی عوارض لاحق ہوتے ہیں۔ ان میں وقتی آرام ضروری ہوتا ہے۔ لوگ آسان طریقہ سمجھ کر ان ادویہ کے عادی ہو جاتے ہیں۔ دوسری ادویہ کی طرح ان کے بھی مضر اثرات ہوتے ہیں آنتوں میں بل پڑنے سے اسہال ہو کر جسم میں پانی کم ہو جاتا ہے۔ اس طرح

آنتوں کے ریشوں و عضلات کو نقصان ہوتا ہے۔ پھر قبض کی ادویہ ہمیشہ معالج کے مشورہ سے لیں۔ پھر قبض کا علاج سب کے لیے ایک جیسا نہیں ہو سکتا۔

ابتدا میں اور ہلکی قبض میں حجم بڑھانے والی ادویہ مثلاً آٹے کی بھوسی و بغیر چھنا آٹا کھائیں، غذا میں پھل سبزیاں ریشہ سمیت، ساگ پات، شلجم، گھیا توری، ٹینڈا، کدو، کریلا کھائیں۔ اور اسپغول چھلکا دو چمچ نیم گرم دودھ میں ملا کر رات سونے سے قبل استعمال کریں۔ اگر آنتوں میں حرکت دودیہ سست ہو تو "ترپھلہ" اور ہڑڑ سیاہ کا مربہ استعمال مفید ہے۔ آنتوں کی حرکت چست رکھنے کے لیے روزانہ ریشہ ۲۶ گرام غذا میں استعمال کریں اور آٹھ دس گلاس پانی پی لیں۔

ورزش بھی قبض میں مفید ہے۔ ورزش سے اعصاب کو طاقت ملتی ہے، غذا کے اخراج کا عمل تیز ہوتا ہے۔ اور آنتوں کو حرکت و تحریک ملتی ہے۔ رات کھانے کے کم از کم دو گھنٹے بعد سوئیں۔ آنتوں میں خراش پیدا کرنے اور فضلے کو نرم کرنے والی ادویہ کا استعمال ہمیشہ معالج کے مشورے سے کریں۔ آنتوں کی خشکی کی صورت میں گلقند، اسپغول، روغن بادام اور روغن زیتون کا استعمال مفید ہے۔ طب مشرقی میں ہڑڑ، سقمونیا، ہلیلہ کا صدیوں سے قبض کے لیے استعمال ہو رہا ہے۔ اب تو مغرب میں بھی ان سے ادویہ بن چکی ہیں۔

ماخذ:

ہفت روزہ اہلحدیث شمارہ نمبر ۳ جلد نمبر ۳۹ ۲ تا ۸ محرم الحرام ۱۴۲۸ھ ۱۲ تا ۱۸ جنوری ۲۰۰۸ء

چنبل

یہ ایک جلدی مرض ہے۔ جس میں جلد پر سوزش ہو کر جلد کی سطح صرف (سیپ) کی اوپر والی سطح کی طرح کھر دری ہو جاتی ہے اور کبھی اس پر مچھلی کی طرح جلد کے خشک چھلکے اترتے ہیں۔ آغاز مرض میں چھوٹے چھوٹے سرخ گلابی دانے بنتے ہیں ان پر چھلکوں کی تہہ جم جاتی ہے۔ کھرچنے سے چھلکے دور ہو جاتے ہیں کچھ وقت کے بعد پھر بڑھنے لگتے ہیں اور پھر یہ سوزش بڑھ کر کافی جگہ اپنی لپیٹ میں لے لیتی ہے۔ اگر کوئی مناسب تدبیر نہ کی جائے تو متاثرہ مقام کی جگہ بڑھتی جاتی ہے۔ یہ بڑ اضدی مرض ہے اور جلدی سے نہیں جاتا۔ سخت تکلیف دہ ہوتا ہے اس کا زیادہ زور کہنیوں، بازوؤں، گھٹنوں، ٹانگوں، کھوپڑی اور کمر کے حصوں پر ہوتا ہے۔

زبان طب میں اسے چنبل کا نام دیا گیا ہے جبکہ اردو میں اپرس صدفہ جبکہ انگریزی میں سورائس (Psoriasis) کہتے ہیں۔ اس کے لیے ایک انگریزی اصطلاح ایگزیما (Eezema) بھی مشتمل ہے اور آج کل زیادہ اسی نام سے پکارا جاتا ہے۔ طب مشرقی کے مطابق اس کا شمار سوداوی امراض میں ہوتا ہے اس میں زہریلا بدنی مواد جسم کے کسی حصے پر جلد کو متاثر کرتا ہے۔ یہ بڑا تکلیف دہ مرض ہے جو جلد کی ماہیت پر کچھ اثر انداز ہوتا ہے اور بڑی ناگواری کا احساس پیدا کر دیتا ہے۔ مطب کے تجربات شاہد ہیں کہ یہ بچوں اور بوڑھوں میں کم ہوتا ہے۔ البتہ نوجوانوں میں جن کی عمر ۲۰ سال سے لے کر چالیس سال کی عمر میں زیادہ ہوتا ہے اور زیادہ تر لوگوں کو ٹانگوں اور بازوؤں پر دیکھنے میں آیا ہے۔ کھوپڑی پر گاہے ہوتا ہے مگر اکثر بفہ (ڈینڈروف) سمجھ لیا جاتا ہے اس لیے فرق ضروری ہے۔

اسباب

طب مشرقی کے نزدیک خلط سودا کے سبب ہوتا ہے۔ یعنی جسم بعض سوداوی

مادے خارج کرنے میں ناکام رہتا ہے تو مادے اس مرض کا سبب بن جاتے ہیں اور دانوں کی صورت نمودار ہونے کی کوشش کرتے ہیں۔ اس کے علاوہ نظام ہضم کی خرابی، میلا کچیلا رہنا، قبض، شراب نوشی، اور جذباتی تناؤ بھی عوامل ہو سکتے ہیں۔ ذہنی دباؤ (ڈیپریشن) سے بھی جلد کی سرگرمی بڑھ کر یہ مرض ہو سکتا ہے۔ گرم ممالک کی نسبت مغرب میں یہ مرض زیادہ ہے۔ ماہرین جدید کی رائے میں اس مرض کا سبب وائرس ہے۔

علاج

ذیل کا نسخہ استاد محترم شہید پاکستان حکیم حافظ محمد سعید کا معمولات مطب رہا ہے اور شفاء کے حصول کے لیے تین ماہ تک مسلسل استعمال سے کافی لوگوں کو فائدہ ہوا ہے۔

رسوت چاکسو نرکچور کتھ سفید

(تمام ۳ گرام)

چاروں اجزا پیس کر آدھے گلاس پانی میں جوش دے کر چھان کر صبح نہار منہ پی لیا جائے۔ سہ پہر کو قرص رسوت اعدد تازہ پانی لے کر کھالیں اور شربت عشبہ خاص دو چمچے پی لیں۔

نسخہ نمبر ۲: گل منڈی دس عدد، چرائتہ چھ گرام۔

آدھے گلاس پانی میں جوش دے کر چھان کر شربت عناب دو چمچے ملا کر صبح نہار منہ پی لیں۔ مغرب میں یہ مرض بہت عام ہے وہاں بڑی تحقیق جاری ہے، مگر ہنوز اس کا شافی علاج ان کے پاس نہیں ہے۔

ماخذ:

ہفت روزہ اہلحدیث شمارہ نمبر ۲ جلد نمبر ۳۹ ۲۵ ذوالحجہ تا یکم محرم الحرام ۱۴۲۸ھ ۵ تا ۱۱ جنوری ۲۰۰۸ء

ہلدی۔۔۔گھریلو دوا، مصفی خون

ہلدی ایک عام استعمال ہونے والی چیز ہے اور تقریباً ہر باورچی خانے میں موجود ہوتی ہے۔ یہ دراصل ایک پودے کی جڑ ہے۔ اس پودے کا پھول زرد ہوتا ہے۔ پودے کی جڑ کے پاس سے بہت سی شاخیں نکلتی ہیں۔ ہر شاخ پر کیلے کے پتوں کی طرح پتے لگتے ہیں مگر ان سے چھوٹے ہوتے ہیں جب جڑ کھود کر ہلدی حاصل کی جاتی ہے۔ تو اس وقت یہ بدمزہ اور بدبودار ہوتی ہے، لیکن تین چار ماہ گزرنے پر اچھی بو اور ذائقے والی ہو جاتی ہے۔

ہر شخص جانتا ہے کہ ہلدی مسالے کا ایک جز ہے اور کھانوں میں شامل کرنے سے نہ صرف غذا خوش نما ہو جاتی ہے۔ بلکہ غذاؤں کا بادی پن بھی ختم ہو جاتا ہے۔ لیکن یہ بات بہت کم لوگ جانتے ہوں گے کہ یہ جڑ کئی امراض کی بہترین دوا ہے۔

منہ سے خون، پرانا بخار

منہ سے خون آنے اور پرانے بخار کی شکایت میں ہلدی فائدے مند ہے۔ اسے پیس کر ایک گرام کی مقدار میں لے کر مکھن یا دودھ کے ہمراہ کھایا جاتا ہے اور روزانہ اس مقدار میں ایک ایک گرام اضافہ کیا جاتا ہے، یہاں تک کہ اس کی مقدار ۱۲ گرام تک پہنچ جائے تو ان شکایات میں آرام آ جاتا ہے۔

سر چکرانا

بعض اوقات سر چکرانے اور آنکھوں کے آگے اندھیرا آنے کی شکایت لاحق ہو جاتی ہے۔ اس کے لیے ہلدی پیس کر اس میں پانی ملا کر سر اور پیشانی پر لیپ کرنے سے

فائدہ ہوتا ہے۔

کھانسی

کھانسی کی شکایت میں ہلدی کا استعمال کرایا جاتا ہے۔ اگر کھانسی کے ساتھ بلغم بھی آتا ہو تو ہلدی کو آگ میں بھون کر باریک پیس لیں اور ایک گرام کی مقدار میں نیم گرم پانی سے کھائیں۔ بلغم، کھانسی چند دنوں میں دور ہو جائے گی۔

بخار اور نزلہ

بعض اوقات بخار اور نزلے کی کیفیت کئی کئی دن چلتی رہتی ہے۔ اس شکایت کے لیے نیم گرم دودھ میں ہلدی اور کالی مرچ باریک پیس کر یہ سفوف دودھ میں ملا کر پینے سے بخار ختم ہو جاتا ہے اور نزلے کی شکایت بھی جاتی رہتی ہے۔

پیٹ کے کیڑے

ہلدی کے استعمال سے پیٹ کے کیڑے ہلاک ہو جاتے ہیں۔ اس کے لیے ہلدی کو پانی میں جوش دے کر پلایا جاتا ہے یا پھر اس کا سفوف بنا کر نیم گرم پانی سے استعمال کرایا جاتا ہے۔ اس کے استعمال سے کیڑے اجابت میں خارج ہو جاتے ہیں۔

جگر کے امراض

جگر کے امراض میں ہلدی کو دہی کے ساتھ استعمال کرایا جاتا ہے۔ یرقان کی شکایت میں ہلدی کا سفوف بارہ گرام کی مقدار میں لے کر دہی کے ساتھ پلانے سے بہت جلدی افاقہ ہوتا ہے۔

چوٹ اور سوجن

چوٹ اندرونی ہو یا بیرونی، دونوں صورتوں میں ہلدی فائدہ پہنچاتی ہے۔ پسی ہوئی ہلدی ایک گرام کی مقدار میں دودھ کے ساتھ استعمال کرائی جاتی ہے اور اس کے ساتھ

ہلدی اور چونا برابر وزن پیس کر چوٹ کی جگہ پر لگائیں تو درد اور سوجن کی کیفیت بہت جلد ختم ہو جاتی ہے۔

ماخذ:

ہفت روزہ اہلحدیث شمارہ نمبر ۴۸ جلد نمبر ۳۸ ۳ تا ۹ ذوالحجہ ۱۴۲۷ھ ۱۵ تا ۲۱ دسمبر ۲۰۰۷ء

* * *